ÉTUDES

DE

PHYSIOLOGIE VÉGÉTALE,

FAITES

AU MOYEN DE L'ACIDE ARSÉNIEUX ;

PAR M. Ad. CHATIN,

Agrégé de Botanique près l'École de Pharmacie de Paris, Docteur ès sciences et en Médecine.

Mémoire lu à l'Académie des Sciences le 6 janvier 1845.

PARIS,

IMPRIMERIE DE BACHELIER,

Rue du Jardinet, 12.

1848

ÉTUDES

DE

PHYSIOLOGIE VÉGÉTALE,

FAITES

AU MOYEN DE L'ACIDE ARSÉNIEUX ;

PAR M. AD. CHATIN,

Agrégé de Botanique près l'École de Pharmacie de Paris, Docteur ès sciences et en Médecine.

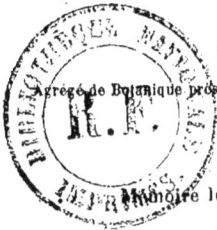

Mémoire lu à l'Académie des Sciences le 6 janvier 1845.

Les moyens si parfaits que possède la science chimique pour découvrir les plus faibles quantités des composés arsenicaux, moyens que j'ai précédemment mis à contribution pour des recherches de physiologie animale dont j'ai pris la liberté de communiquer les résultats à l'Académie des Sciences, se prêtent mieux encore à des études sur les végétaux ; car nous n'avons plus à redouter ici ces effets de la sensibilité qui rendent toujours si difficiles les expériences sur les animaux.

C'est, je dois insister sur ce point, comme *moyen*, et non comme *but* d'expérimentation, que j'ai fait choix de l'acide arsénieux. Que l'Académie veuille bien cependant ne pas prendre cette déclaration dans un sens trop absolu ; car il est vrai de dire qu'en donnant à l'arsenic la préférence

1

sur les composés d'antimoine, j'ai eu en vue d'éclairer, autant qu'il dépendrait de moi, le *chaulage* ou plutôt l'*arsenicage* des blés, ainsi que la question importante de chimie légale qui s'y lie.

Conduit, dès le commencement de ces études, à reconnaître de la façon la plus certaine une fonction végétale des plus importantes, entrevue par Brugmann et Macaire, hypothétiquement admise par de Candolle, mais contestée par d'autres observateurs, j'ai dû multiplier mes recherches afin d'en donner une démonstration satisfaisante, et d'apprécier les causes qui en favorisent ou en entravent le jeu.

J'ai partagé ce travail en quatre chapitres, dont les trois premiers, qui sont sans contredit les plus importants, se rapportent plus spécialement à l'histoire des fonctions *excrétoires* des végétaux.

CHAPITRE 1er.

DES EFFETS DE L'ACIDE ARSÉNIEUX SUR LES PLANTES.

Je me propose d'examiner dans ce chapitre les *effets* du poison, en évitant, autant que possible, d'anticiper sur la recherche de leurs *causes éloignées*, qui fait partie des chapitres suivants.

SECTION Ire.

DES EFFETS GÉNÉRAUX DE L'ACIDE ARSÉNIEUX.

Lorsqu'on place des graines dans une solution saturée (1) d'acide arsénieux, et qu'après les y avoir laissées vingt-

---

(1) Dans mes diverses expériences, la solution arsenicale employée était toujours saturée à + 15 à 20 degrés : il est inutile de dire que, dans les expériences comparatives, la solution était pareille pour toutes les plantes.

quatre heures, on les met dans des conditions favorables pour les faire germer, on remarque que la germination ne se développe que chez un petit nombre d'entre elles, la vie ayant été complétement détruite chez les autres.

Les séminules des végétaux inférieurs ressentent moins les effets du poison : c'est ainsi que j'ai vu germer ceux des fougères (1), quoiqu'ils eussent passé trois jours dans la solution arsenicale, et que des *penicillium* ne manquent jamais de se développer à la surface des semences que l'on conserve dans des assiettes recouvertes d'une légère nappe de cette solution. J'ai même vu ces cryptogames croître sur de l'acide arsénieux légèrement humecté (2).

Si la solution est étendue de deux ou trois fois son poids d'eau, elle ne détruit plus que très-rarement la germination, même chez les phanérogames.

Les effets de l'acide arsénieux sur les plantes adultes sont analogues aux précédents : à haute dose, ce poison les tue ; à dose plus faible, il les rend seulement malades, ralentit leur végétation ; en quantité plus faible encore, son action n'est plus appréciable. Toutefois, hâtons-nous de le dire, les végétaux résistent généralement avec force à l'action de l'acide arsénieux. Qu'on mouille complétement d'une solution saturée à +15 degrés le sol où est fixée une plante, et qu'après avoir laissé celle-ci absorber le poison pendant vingt-quatre heures, on la transporte dans une terre neuve (3), ou que seulement on lessive avec de l'eau pure le sol dans lequel elle végète, presque jamais cette plante ne succombera aux effets du poison, quoiqu'elle en ait absorbé une proportion très-considérable, ainsi que l'indiquent les lois de l'absorption, et comme le prouve l'analyse chimique.

(1) Cette germination est toujours des plus difficiles.
(2) Une observation analogue à cette dernière a été faite par M. Boutigny, d'Évreux.
(3) J'entendrai, dans ce travail, par *terre neuve* une terre non arsenicale.

1.

Les individus végétaux qui succombent à l'action de l'acide arsénieux offrent généralement les phénomènes qui suivent : leurs feuilles se fanent, jaunissent ou noircissent, en allant de la base au sommet des tiges et des rameaux (1); la couche herbacée et les jeunes feuillets de l'écorce noircissent aussi assez souvent, là, dans une grande étendue, ici seulement par taches ou par bandes; les fleurs se fanent à leur tour, presque toujours après les feuilles, les calices constamment avant les pétales.

Quand on verse la solution arsenicale sur la partie aérienne des plantes, on détermine le desséchement et la mort des fleurs et des feuilles, avec cette différence qu'ici ce sont les pétales qui périssent les premiers. Nous aurons plus loin la raison de ce fait.

Le plus ordinairement, une plante dont toutes les feuilles se sont desséchées sous l'influence du poison administré par la racine périt; il arrive cependant quelquefois qu'elle continue alors de végéter par le développement des bourgeons axillaires; et il n'est pas rare que telle autre plante, dont toute la partie aérienne avait péri, produise de nouvelles pousses de son collet : les espèces qui, comme les dahlias, ont des racines charnues, se trouvent plus particulièrement dans ce cas.

Si l'on sépare du sol une plante qui commence à subir l'action du poison, on remarque qu'elle se dessèche plus promptement qu'une plante semblable non empoisonnée; sans doute, parce que la vitalité du tissu est altérée; toutefois, sous l'influence de l'humidité, les tissus empoisonnés se décomposent plus tôt que ceux qui ne le sont pas.

C'est la perte de leur turgescence et leur promptitude à se putréfier qui expliquent la mollesse du tissu cellulaire, déjà signalée par Macaire.

La coupe transversale des tiges nous montre les tissus

_____

(1) Ce phénomène avait été signalé par Macaire.

internes plus ou moins colorés en jaune, en brunâtre, ou même en noir; ce caractère est toutefois plus profondément marqué sur les faisceaux vasculaires que dans la trame aréolaire. Je citerai comme exemple les tiges de *Balsamina hortensis*, dont la coupe laisse voir quatre gros faisceaux, et quelquefois de plus petits faisceaux alternes, qui se dessinent tous au milieu du tissu cellulaire par une teinte plus sombre, arrivant jusqu'au noir parfait. Je citerai encore l'*Helianthus annuus*, dont la moelle tranche par sa belle couleur blanche avec le cercle brunâtre formé par le tissu fibreux qui l'entoure. Sans doute qu'ici la moelle est en partie préservée par cette circonstance, qu'elle sert à peine au transport du fluide aqueux dans les plantes qui ne sont plus très-jeunes.

J'ai fréquemment observé que la plus grande coloration des faisceaux fibreux était au point d'insertion des feuilles; je l'ai toujours vue se développer en allant des racines au sommet des tiges, ce qui est conforme à l'ordre suivant lequel la vie abandonne l'axe du végétal, ainsi que ses appendices.

L'examen microscopique ajoute à l'observation directe en faisant découvrir çà et là, mais principalement au sommet des pédoncules, à la base des pétioles, au collet et sur les racines, de petites lacunes provenant de l'atrophie de quelques cellules qu'on trouve appliquées sur les parois des lacunes: c'est une véritable gangrène qui manque rarement d'apparaître sur les points du tissu cellulaire qui ont noirci les premiers, et qu'on retrouve plus en grand chez les *Helianthus*, dont la moelle est souvent noire et décollée sur une étendue considérable, quoique le poison n'ait agi que sur celles des cellules qui étaient en contact immédiat avec le cercle fibreux. Du reste, les effets de l'arsenic varient avec l'âge, l'espèce, la constitution des plantes, et se trouvent sous la dépendance des agents extérieurs, tels que l'air, l'eau, le calorique, l'électricité et la lumière;

les saisons elles-mêmes ne sont pas sans influence, et méritent d'être examinées en détail, aussi bien que ces diverses conditions.

SECTION II.

DE L'INFLUENCE QUE LA NATURE MÊME DES PLANTES EXERCE SUR LES EFFETS DE L'ACIDE ARSÉNIEUX.

§ 1er. — *De l'influence de l'espèce et de celle de la constitution.*

Le 12 mai 1842, je mêlai 125 grammes de froment et autant d'acide arsénieux en poudre avec 500 grammes de sable; j'entretins le mélange humide durant deux mois, et cependant aucun signe de germination ne se manifesta. Il n'est pas sans intérêt de faire remarquer que des *penicillium* se développèrent, pendant l'expérience, à la surface du sable, ainsi que sur quelques petits tas d'acide arsénieux qu'à dessein je n'avais pas mélangés au reste des matières.

Des séminules de fougère mâle donnèrent, dans les mêmes circonstances, quelques petites pousses vertes (qui ne tardèrent pas de périr).

Le 15 mai, j'avais placé des semences de *faux acacia*, du *blé* et des séminules de diverses fougères dans une solution arsenicale saturée; trois jours après, le liquide ayant été rejeté, les semences furent lavées avec de l'eau pure et mises sur du sable humide : des séminules de fougère germèrent seules.

L'expérience précédente fut répétée, moins les fougères (dont la résistance plus grande était suffisamment déterminée), avec la solution arsenicale étendue de trois fois son poids d'eau distillée : presque tous les grains de blé germèrent vers le sixième jour; la veille, quelques germinations d'acacia s'étaient montrées, mais aucune autre ne se manifesta dans les quinze jours qui suivirent.

Des semences de *Dianthus sinensis* se comportèrent comme celles de faux acacia, et il en fut de même de celles du *Ricinus communis* : ce qui nous indique que la présence ou l'absence de l'albumen, et sa position périphérique ou centrale, n'ont pas d'influence sensible sur la résistance des semences aux effets du poison.

Dans une expérience comparative, où la solution arsenicale fut remplacée par de l'eau pure, toutes les semences germèrent, avec cette différence, que la germination s'y développa quelques jours plus tôt que chez les précédentes (1).

Il résulte de ces expériences, que l'action toxique de l'acide arsénieux sur les embryons végétaux encore renfermés dans leur enveloppe varie avec les espèces : les plus faibles de celles-ci sont tuées, et les plus résistantes éprouvent elles-mêmes un retard dans leur germination. On est, en outre, porté à admettre que les cryptogames résistent beaucoup mieux au poison que les phanérogames, et les monocotylédones plus que les dicotylédones.

Cette dernière induction, qui pourra sembler prématurée, va prendre plus de force par l'analogie des résultats obtenus avec les végétaux adultes.

Le 1er octobre 1842, je versai 2 litres de solution arsenicale au pied de chacune des plantes suivantes, qui vivaient en pleine terre :

12	individus	de *Lupinus varius*, provenant d'un semis fait en avril ;	
12	id.	de *Balsamina hortensis*,	id. ;
12	id.	de *Cheiranthus cheiri*,	id. ;
12	id.	d'*Helianthus annuus*,	id.,
12	id.	de *Dahlia*,	id. ;
4	id.	de *Zea maïs*,	id. ;
4	id.	de *Tradescantia virginica*, grosses touffes provenant de très-petites, séparées en avril de la touffe mère ;	
4	id.	de *fougère mâle*, d'un âge indéterminé.	

---

(1) Les expériences sur la germination ont été faites à une température de 15 à 25 degrés.

Le lendemain, je versai en abondance et avec précaution, dans l'un des bois qui avoisinent Paris, la solution au pied de plusieurs touffes de *Polytricum commune* et de *Cladonia rangiferina*.

Les lupins périrent, en moyenne, le deuxième jour de l'expérience ;
Les balsamines, *id.*, le troisième jour ;
Les dahlias, *id.*, le quatrième jour ;
Les *helianthus*, *id.*, le quatrième jour ;
Quatre *cheiranthus* périrent, en moyenne, le dixième jour ; les huit autres pieds se rétablirent ;
Les éphémères, les maïs et les cryptogames résistèrent tous aux effets du poison (1).

Les expériences que je viens de rapporter conduisent bien certainement à cette conclusion, que les espèces végétales adultes, comme les semences, résistent très-inégalement à l'acide arsénieux.

Il en résulte, en outre, que les plantes appartenant aux groupes qu'on regarde avec raison comme les plus élevées en organisation, sont celles qui supportent le moins ce poison.

Si maintenant j'ajoute que, d'après le journal des expériences dont je n'ai pris ici que la moyenne, les individus d'une espèce donnée qui sont morts se sont quelquefois beaucoup écartés de cette moyenne (le minimum chez le dahlia a été de 2 jours, le maximum de 7 jours ; le minimum chez les *cheiranthus* a été de 4 jours, le maximum de 14 jours ; on a vu, en outre, que la plupart de ceux-ci n'ont pas succombé), on ne pourra s'empêcher de reconnaître qu'il faut grandement tenir compte de l'influence

(1) Pour employer la solution arsenicale, je déchaussais le pied des plantes, de manière à découvrir la plupart des racines, puis je la versais peu à peu, en évitant d'en faire rejaillir sur la partie aérienne des tiges (la plus légère maladresse à cet égard était suivie de l'abandon des plantes) ; je recouvrais alors de terre neuve le sol rendu arsenical : c'est ainsi que je crois être parvenu à éviter que les tiges et les feuilles ne fussent rendues accidentellement arsenicales par les pluies ou par les insectes.

de la *constitution* ou du *tempérament* des individus sur les phénomènes qui nous occupent (1).

§ II. — *De l'influence de l'âge.*

Lorsque, toutes les autres conditions étant d'ailleurs les mêmes, on empoisonne le sol où végètent des plantes qui ne diffèrent entre elles que par leur âge, on observe que les individus les plus jeunes sont les premiers à périr. C'est ce qui ressort de l'expérience suivante :

A la fin du moi de mai 1842, j'arrosai d'un excès (2) de solution arsenicale la terre des pots où se trouvaient :

12 pieds de *Cheiranthus cheiri,*	âgés de 20 à 25 jours ;
12 *id.* *id.,*	âgés de 1 an ;
15 *id.* de *Balsamina hortensis,*	âgés de 8 jours environ ;
15 *id.* *id.,*	âgés de 1 mois.

Les jeunes balsamines périrent, en moyenne, 36 heures après le commencement de l'expérience, ou 6 heures plus tôt que les autres. Il ne succomba que sept *cheiranthus*, dont deux des plus âgés ; la moyenne de leur résistance fut d'ailleurs de 8 jours.

Quinze jours après le commencement de l'expérience, ceux des *cheiranthus* qui avaient résisté au poison furent mis dans d'autres pots avec de la terre non arsenicale (3) : c'est là que nous viendrons plus tard les reprendre pour un autre point de nos recherches.

---

(1) J'ai regardé comme le moment de la mort des plantes celui où toutes les feuilles étaient fanées, l'expérience m'ayant appris qu'à ce moment la mort était généralement certaine.

(2) L'excès de la solution était caractérisé par la filtration de celle-ci à la partie inférieure des pots.

(3) Toutes les fois que j'ai à transporter des plantes de la terre arsenicale dans la terre neuve, j'ai eu soin de laver exactement les racines et la partie inférieure des tiges.

§ III. — *De l'influence des sexes*.

J'ai voulu savoir quelle influence les sexes des plantes pouvaient avoir sur les effets de l'acide arsénieux. A cet effet, j'empoisonnai seize pieds de *Mercurialis annua*, dont huit étaient mâles, et les huit autres femelles ; ils succombèrent tous à peu près simultanément.

Le *Cannabis sativa* me donna un résultat analogue. Quelques pieds mâles ayant cependant survécu de quelques jours à tous les pieds femelles, il semblait que celles-ci résistassent un peu moins au poison ; mais de nouvelles observations ne me permirent pas de m'arrêter à cette idée.

Je portai alors l'expérimentation sur des végétaux monoïques. La solution arsenicale fut mise en abondance au pied de deux ricins, dont les fleurs mâles se fanèrent généralement avant les fleurs femelles. Un tel résultat pouvait tenir à la position plus élevée de ces dernières ; car j'avais reconnu que les effets du poison se manifestaient en allant de la base au sommet des tiges.

Je fis donc la contre-épreuve avec le *maïs*, dont les fleurs mâles sont placées au-dessus des femelles ; et, comme je l'avais prévu, celles-ci se desséchèrent les premières.

Ajoutons que chez le *Cucumis*, dont les fleurs mâles et femelles sont entremêlées, la mort vint les frapper indistinctement, en allant du collet à l'extrémité des rameaux, et nous ne pourrons nous empêcher de reconnaître que les sexes des plantes ne paraissent pas avoir d'influence sur les effets toxiques.

SECTION III.

DE L'INFLUENCE DES AGENTS PHYSIQUES SUR LES EFFETS DE L'ACIDE ARSÉNIEUX.

L'air, l'eau, le calorique, l'électricité, la lumière, toutes ces grandes puissances de la nature qui tiennent sous leur dépendance les phénomènes de la vie, comme ceux qui s'accomplissent au sein de la matière brute, exercent continuellement, on ne saurait en douter, leur influence sur les végétaux soumis à l'intoxication arsenicale. Mais quelle est cette influence? Aidera-t-elle aux effets du poison, ou viendra-t-elle les entraver? Sera-t-elle simple ou complexe? Les divers agents physiques agiront-ils dans le même sens ou auront-ils une action inverse? Ce sont autant de questions que l'expérience seule peut résoudre.

Les détails dans lesquels je vais entrer à cet égard pourraient paraître longs, si l'on n'était prévenu que, sous cette étude stérile en apparence, se trouve l'histoire presque complète d'une fonction végétale aussi importante qu'elle a été jusqu'à présent peu connue.

§ Ier. — De l'influence de l'air à l'état de repos et de mouvement.

Le 10 octobre 1823, je disposai trois pots de dahlias dans une chambre, entre deux croisées ouvertes, et trois autres pots contenant des dahlias de même force que les précédents, entre deux autres croisées fermées de la même chambre.

Le courant d'air, établi du nord au sud, était généralement très-vif. La terre de chaque pot fut arrosée le premier jour, avec 250 grammes de solution arsenicale, et avec 125 grammes seulement chacun des jours suivants.

Des pesées ayant fait connaître que les plantes exposées à l'air agité perdaient, par évaporation, beaucoup plus que celles qui étaient dans un air calme, j'eus soin, pendant toute la durée de l'expérience, de rétablir l'équilibre d'humidité du sol des différents pots, de six heures en six heures.

Il arriva que, dans ces circonstances, les dahlias placés entre les croisées ouvertes périrent le troisième, le quatrième et le sixième jour; tandis que les trois autres ne succombèrent qu'après le septième, le huitième et le quinzième jour!

Cette expérience nous apprend que le mouvement de l'air est nuisible aux plantes fixées dans une terre empoisonnée, et la coïncidence de cet effet avec les plus grandes transpiration et absorption de ces plantes nous autorise à rapporter à cette dernière fonction la cause du phénomène.

Ceci nous conduit à rechercher quelle serait l'influence du mouvement de l'air sur les végétaux qu'on aurait transportés du sol empoisonné en terre neuve, après l'absorption d'une certaine quantité de solution arsenicale.

A cet effet, j'arrosai six pots de dahlias, tous de même variété et de même force, avec 250 grammes de solution, et je soumis le lendemain la terre des pots à une véritable lixiviation, de sorte que l'eau de lavage ne restait plus sensiblement arsenicale : par là, j'enlevai tout l'arsenic qui avait échappé à l'absorption, et les plantes n'en gardèrent que la portion dont leurs tissus étaient pénétrés.

Trois des dahlias furent alors placés entre les croisées ouvertes, et les trois autres entre les croisées fermées.

La végétation des six plantes parut quelque temps ralentie, mais vingt jours après le commencement de l'expérience, celles qui se trouvaient dans l'air agité dépassèrent de beaucoup les autres en vigueur : l'œil le moins exercé n'eût pu s'y méprendre.

Le cresson alénois me donna des résultats tout à fait analogues.

Des expériences que je rapporterai plus loin mettant

hors de doute que l'agitation de l'air est favorable aux plantes non empoisonnées, on ne voit pas d'abord si une nouvelle action dans le même sens, mais spécialement relative au poison, est venue s'ajouter à la première : c'est cependant ce que nous forcent d'admettre les analyses chimiques que je rapporterai bientôt, et desquelles il résulte que l'agitation de l'air tend continuellement à faire disparaître les effets toxiques de l'arsenic absorbé.

On peut se demander encore si l'air en mouvement ne tient pas doublement sous son influence les effets du poison absorbé, et par une de ces actions inexpliquées sur les organes que notre ignorance appelle *action propre*, et par une action sur les fonctions susceptible d'être mesurée?

Nous sommes porté à admettre que cette action est simple, et doit être exclusivement rapportée à la fonction dont la démonstration et l'étude sont le principal but de ce travail, fonction dont le mouvement de l'air favorise le jeu.

En effet, si une action propre s'ajoutait à celle que je signale, elle serait, ou contraire, ou dans le même sens.

Dans le premier cas, la végétation des plantes exposées au courant d'air eût été entravée, ralentie ; celle des plantes abritées eût, au contraire, été favorisée, et nous avons eu des résultats tout différents.

Dans le second cas, l'action *spéciale* et *inexpliquée* sur les organes se serait ajoutée à l'influence *mesurable* de l'air sur les fonctions ; et comme nous n'avons pas de moyens assez distincts pour reconnaître la première influence dans la seconde, il serait illogique, non de la supposer, mais de l'admettre.

Il ressort donc en définitive de nos expériences, que le mouvement de l'air est nuisible aux plantes encore fixées au sol empoisonné, et est, au contraire, favorable à celles qui ont été soustraites à ce milieu. La plus simple réflexion nous montre, en outre, que les effets observés dans le premier cas sont compliqués de ceux du second, qui en diminuent l'intensité.

Nous n'avons pas fait d'expériences sur le rôle de la pression atmosphérique; mais tout porte à penser qu'une diminution de pression de l'air agirait comme son mouvement.

§ II. — *Influence de l'eau.*

L'eau modifie les effets toxiques de l'acide arsénieux sous deux états différents, suivant qu'elle est mêlée au sol ou suspendue dans l'air.

A. *Eau mêlée au sol.* — Le 25 septembre 1844, le temps était au beau, j'arrosai douze dahlias avec 24 litres de solution arsenicale; 12 heures après, je répétai l'arrosement avec de l'eau pure; à partir de ce moment, six des dahlias furent complétement privés d'eau (1), et l'on arrosa au contraire abondamment les autres chaque matin.

Il arriva qu'alors tous les dahlias non arrosés périrent dans les six premiers jours de l'expérience, et qu'aucun des autres ne succomba. J'obtins des résultats analogues en opérant sur huit *helianthus.*

Les résultats de ces expériences ont été trop nets pour ne pas en déduire que les arrosements sont favorables aux plantes qui végètent dans un sol empoisonné.

Mais comment l'eau agit-elle ici? D'une façon complexe, ainsi que le montre l'observation suivante.

Si l'on choisit deux pièces de terrain, et qu'après les avoir arrosées également avec la solution arsenicale, on recouvre l'une d'elles pour l'abriter contre les pluies, et

---

(1) Il n'est pas tombé une goutte de pluie du 25 septembre au 4 octobre.

qu'on soumette l'autre à de fréquents arrosements d'eau pure, on pourra s'assurer qu'après un petit nombre de jours, le cresson alénois qui sera semé sur les deux pièces de terrain n'absorbera d'arsenic que là où le sol n'aura pas été en quelque sorte lessivé : d'où l'on voit déjà que les arrosements et les pluies sont favorables aux végétaux placés dans le sol arsenical, en faisant pénétrer le poison au delà de leur sphère d'absorption.

Une conséquence de ce mode d'action des eaux, c'est qu'elles peuvent, en certaines conditions, exercer des résultats inverses de ceux que je viens de signaler : tel serait le cas, si les racines étaient profondes et que le poison fût déposé au-dessus d'elles.

On comprend d'ailleurs, et la preuve directe en serait superflue, que l'humidité du sol facilite l'absorption du poison, et neutralise plus ou moins par là les effets de l'action précédente.

Nous venons de reconnaître l'influence de l'eau sur les plantes qui végètent dans un sol empoisonné; recherchons maintenant quelle sera en particulier cette influence sur les portions du poison absorbé.

Le 4 avril, j'arrosai vingt pieds de *cheiranthus*, chacun avec 2 litres de solution arsenicale; le lendemain, je les arrachai avec précaution, et ayant lavé très-exactement leurs racines, je les mis en pot avec de la terre neuve. J'arrosai aussitôt chaque pot avec 1 litre d'eau, et je renouvelai cet arrosement, savoir : tous les matins, sur la moitié des pots, et seulement tous les dix jours sur les autres (1).

Quatre plantes seulement périrent le 12, le 13, le 15 et le 18 avril, six autres végétèrent faiblement : c'était précisément les dix plantes que je n'arrosai qu'à long intervalle.

(1) Il est inutile de dire que j'évitai que ces derniers ne reçussent l'eau des pluies.

Ce résultat nous autorise à conclure que *l'humidité du sol diminue les effets de l'acide arsénieux absorbé.*

Les six plantes que nous venons de voir survivre à l'expérimentation furent réservées pour des recherches chimiques bien propres à confirmer les conclusions précédentes.

B. *Influence de l'eau suspendue d ns l'atmosphère.* — Le 20 octobre 1842, je répartis 20 litres de solution arsenicale entre vingt pots de *cheiranthus*, et, le 21, je transplantai dix de ces *cheiranthus* dans d'autres pots avec de la terre neuve. Cinq de ces derniers pots furent alors placés, ainsi que cinq des premiers, dans une petite chambre dont l'air était saturé d'humidité au moyen d'une nappe d'eau et d'injections sur les parois des murs. Les dix autres *cheiranthus* furent mis dans une chambre pareille à la précédente, chauffée comme elle à + 20 à 25 degrés, mais dans laquelle l'hygromètre fut maintenu entre 40 et 60 degrés.

La terre des pots, qui était humide au commencement de l'expérience, fut maintenue au même état durant toute la durée de celle-ci, qui fut de quatre mois.

Il arriva alors que les *cheiranthus laissés dans la terre empoisonnée se développèrent mieux à 100 degrés de l'hygromètre qu'à 40 ou 60 degrés, résultat exactement inverse de celui que donnèrent les cheiranthus transportés en terre neuve.*

Des plantes non empoisonnées, que j'avais mises à côté des précédentes comme terme de comparaison, se développèrent un peu mieux à 40 ou 60 degrés qu'à 100 degrés.

§ III. — *Influence du calorique.*

Le 15 février 1842, j'additionnai d'une égale quantité (1 litre) de solution arsenicale douze pots de *cheiranthus,* que je plaçai dans deux chambres ne différant entre elles que par la température, qui était de + 20 à 25 degrés dans l'une, et seulement de + 5 à 10 degrés dans l'autre.

Le lendemain 16, chacun des pots fut arrosé avec un excès d'eau pure, et à partir de ce moment, je leur rendis, toutes les douze heures, à l'aide de pesées, l'eau qu'ils avaient perdue par évaporation. La terre des pots renfermés dans les deux chambres était donc toujours fortement et à peu près également humide, malgré la différence de température.

Deux des *cheiranthus* placés dans la chambre à + 20 à 25 degrés périrent dans les quatre premiers jours de l'expérience ; tandis que les autres *cheiranthus* de la même chambre, après quinze jours de chétive végétation, se développèrent beaucoup mieux que toutes les plantes de la chambre à + 5 à 10 degrés, dont toutefois aucune ne succomba.

Il paraît donc que lorsque le sol est très-humide, la température de + 25 degrés est d'abord plus nuisible aux plantes que celle de + 5 degrés ; mais que, passé certain temps, le rôle de la température change.

Il était intéressant de rechercher si les résultats seraient encore les mêmes en remplaçant l'humidité de la terre par la sécheresse. L'expérience précédente, répétée dans cette nouvelle condition, m'apprit que l'élévation de la température était des plus meurtrières pour les plantes empoisonnées, quand elle coïncidait avec la sécheresse du sol.

Les expériences dont je viens de rendre compte avaient été faites sur des plantes laissées dans le sol empoisonné ; je dus les étendre au cas où les végétaux seraient transportés en terre neuve, quelque temps après l'empoisonnement, afin d'apprécier spécialement l'action du calorique relativement au poison absorbé.

Les observations auxquelles je me suis livré à ce point de vue s'accordent à faire admettre que l'élévation de la

2

température, combinée à une grande humidité du sol, s'est constamment opposée aux effets du poison.

Il semble que je devrais encore rechercher quelle modification l'air, à l'état de repos ou de mouvement, de sécheresse ou d'humidité, etc., peut apporter au phénomène que nous venons de voir se manifester sous l'influence de la chaleur. Mais on verra dans le chapitre suivant que des expériences dans ce sens seraient à peu près superflues, l'étiologie des effets observés faisant prévoir avec certitude ceux qui se manifesteraient dans les circonstances complexes que je néglige de soumettre à la vérification de l'expérience.

Cette remarque s'applique à d'autres points de mon travail, et, en particulier, à ce qui concerne la lumière.

§ IV. — *De l'influence de la lumière.*

J'ai établi, pour la recherche de l'influence qu'exerce la lumière sur le phénomène de l'empoisonnement, des expériences analogues à celles du paragraphe précédent.

C'est le *Mercurialis annua*, plante si commune en automne dans les lieux cultivés, que j'ai choisi cette fois comme moyen d'expérimentation.

Le 15 septembre 1843, je levai de terre, pour les mettre en pots, quarante pieds de cette plante, tous à peu près de même force ; dix jours après, j'arrosai la terre de chaque pot avec un excès (1 litre) de solution arsenicale. Ayant fait alors deux parts de ces pots, je les plaçai dans deux petites chambres où la température, le mouvement de l'air, etc., étaient sensiblement pareils. Les deux chambres ne différaient que par la lumière qui y pénétrait : dans l'une régnait toujours une obscurité presque complète, tandis que l'autre recevait abondamment de la lumière diffuse : de bonnes lampes continuaient d'ailleurs, pendant la nuit, la clarté du jour dans cette dernière chambre.

L'eau d'évaporation ayant été remplacée toutes les six heures, afin que l'humidité du sol fût maintenue partout à peu près pareille, voici ce que j'observai.

A. *Dans la chambre claire :* Douze pieds de *mercurialis* périrent du troisième au douzième jour de l'expérience, et les huit autres du quatorzième au vingtième jour.

Une circonstance très-importante à noter, c'est que *le côté des tiges qui regardait la fenêtre par où entrait la lumière pendant le jour est toujours mort plus tôt que le côté opposé.* C'est ainsi, par exemple, que le phyton formant l'un des angles de la tige tétragone de la Mercuriale semblait alors doué d'une force de résistance plus grande que celle de ses trois voisins, comme si son existence eût été vraiment indépendante.

B. *Dans la chambre obscure :* Quatre *mercurialis* seulement y périrent, encore ne fut-ce que près d'un mois après le commencement de l'expérience.

Il résulte bien clairement de là que la lumière est très-nuisible aux plantes empoisonnées, en tant du moins qu'elles sont fixées à un sol qui contient assez de poison pour en offrir longtemps une quantité nouvelle à l'absorption.

Les plantes de la chambre obscure, ayant très-peu évaporé, ont dû aussi absorber faiblement : nul doute que ce ne soit là une des causes de leur indifférence au poison ; je dis *l'une des causes,* car nous verrons qu'il en est une autre non moins importante.

Ayant varié l'expérience ci-dessus par une sécheresse du sol beaucoup plus grande, j'ai vu périr rapidement toutes les plantes de la chambre claire, tandis que celles de la chambre obscure donnaient un résultat tout contraire.

Je fis alors deux expériences correspondantes aux précédentes, avec cette différence que, comme pour les expériences sur la chaleur, je mis les plantes en terre pure, après les avoir livrées pendant vingt-quatre heures à l'absorption arsenicale.

2.

Les résultats furent en tout analogues à ceux que nous a offerts la chaleur; toutefois la grande lumière se montra un peu plus nuisible aux plantes que l'élévation de la température.

J'ai encore tenté de reconnaitre si une différence dans l'intensité de la lumière, à laquelle les plantes ont été soumises antérieurement à l'intoxication, modifierait les phénomènes.

J'empoisonnai dans ce but, en octobre, vingt pieds de *mercurialis*, dont dix étaient exposés depuis quinze jours à une lumière continue qui venait du soleil pendant le jour, et était fournie par des lampes pendant la nuit; les dix autres pieds étaient tenus depuis la même époque à l'obscurité.

Deux jours après l'administration du poison, je *lessivai* avec de l'eau la terre des pots, puis j'en passai cinq de la chambre claire dans la chambre obscure, et réciproquement.

Il ne périt que cinq plantes : c'était de celles qui n'avaient jamais quitté la chambre claire.

Ce résultat très-net nous apprend :

1°. Que la lumière, en agissant sur les plantes antérieures à l'administration du poison, les prédispose à succomber à ses effets;

2°. Que l'obscurité diminue les effets toxiques chez les plantes qui ont été antérieurement éclairées.

Ayant varié l'expérience qui précède en m'abstenant de laver la terre arsenicale, j'arrivai à ce résultat, que la lumière détermine, *après un certain temps*, la manifestation des phénomènes toxiques chez les plantes où ils ont été retardés par l'action antérieure de l'obscurité.

§ V. — *De l'influence de l'électricité.*

La recherche de l'action du fluide électrique sur les plantes est des plus délicates, et n'a été l'objet que d'un très-petit nombre d'essais isolés. Si l'on en excepte cette expérience, par laquelle Van Marum nous apprend qu'une forte décharge suspend le mouvement des sucs chez l'euphorbe; si l'on réduit à sa juste valeur cette observation, qui voudrait faire admettre l'influence favorable d'un courant électrique sur la germination, et dans laquelle on a négligé de tenir compte de tant de conditions importantes ; si l'on refuse enfin d'admettre ce vague sentiment avec lequel la physiologie positive ne peut encore compter, et qui attribue à l'électricité atmosphérique une si grande puissance sur la végétation, la science n'offre que vide dans la question qui nous occupe.

Il y a donc là une étude tout entière à faire, étude difficile, il est vrai, mais qui promet de ne pas être ingrate envers ceux qui pourront l'aborder avec des moyens d'expérimentation convenables.

Pour moi, plus encouragé par la vue de l'immense lacune qu'offre la science que par la confiance dans le succès, je n'ai pas craint de former un cadre d'expériences qui embrasse la plupart des points de vue sous lesquels l'électricité peut être considérée dans ses rapports avec les végétaux ; mes recherches sur ce sujet seront exposées dans un Mémoire spécial. Qu'il me soit seulement permis de consigner ici les propositions suivantes, qui me paraissent découler du petit nombre d'expériences que j'ai déjà faites :

1°. *L'électricité par influence*, agissant avec *continuité*, retarde la manifestation des phénomènes toxiques chez les végétaux au pied desquels on verse la solution empoisonnée ; elle rend ces phénomènes plus graves une fois qu'ils se sont développés, soit que les plantes restent fixées au sol arse-

nical, ou qu'elles aient été transportées en terre normale
après l'absorption du poison.

La proposition précédente ne découle pas de l'observation
directe, mais est l'induction logique d'expériences dont je
donnerai le détail dans mon travail spécial sur le rôle de
l'électricité dans la vie des plantes.

2°. Quand on approche un électrophore des plantes empoisonnées, afin d'obtenir de temps en temps des étincelles,
on augmente et on rend plus prompts les effets toxiques si
la plante est fixée au sol arsenical, et l'on diminue au
contraire ces effets s'il ne reste plus dans la terre de poison
à absorber.

3°. L'action de l'électricité par influence, agissant avec
intermittence, est nulle ou peu sensible.

§ VI. — De l'influence des saisons.

Suivant l'exemple de W. Edwards, si prématurément
enlevé à la science sur laquelle ses belles expériences de-
vaient jeter un jour si nouveau, je me suis proposé de
rechercher l'influence sur l'empoisonnement, non-seulement des saisons actuellement agissantes, mais aussi des
saisons antérieures : double mode d'investigation auquel j'ai
soumis la lumière, et que j'aurais dû étendre aux autres
agents physiques, si les résultats fournis par cette étude ne
faisaient suffisamment prévoir ceux qu'on obtiendrait dans
des recherches du même ordre.

Il fallait, pour reconnaître l'influence des saisons actuellement agissantes, opérer sur des plantes qui n'eussent point
végété dans les saisons antérieures ; les semences m'ont dès
lors paru convenir spécialement à cette étude. J'ai choisi
celles du *Lepidium sativum*, les plus faciles à se procurer, les
plus promptes à donner les résultats, et j'ai recherché de
combien la présence de l'arsenic retarderait leur germination dans les diverses saisons.

J'ai opéré comme il suit :

Deux grammes environ de semences étaient placés dans 500 grammes de solution saturée d'acide arsénieux, à + 15 degrés, et une quantité pareille était mise dans 500 grammes d'eau pure marquant aussi + 15 degrés. Après douze heures d'immersion, je recevais les semences sur un filtre formé par du sable (1 litre), et après les avoir mêlées avec celui-ci, j'introduisais le tout dans deux bocaux de verre placés dans mon jardin à côté l'un de l'autre, et enfoncés dans la terre pour préserver leur contenu contre la dessiccation. La partie supérieure du vase, saillante au-dessus du sol, permettait de les en tirer facilement, et la transparence des parois rendait très-facile l'observation des premiers développements de celles des semences qui se trouvaient comprises entre ces parois et le sable.

J'ai obtenu les résultats consignés ci-après :

En janvier 1844 (moy. de trois expér.) (1).
Les semences non arsenicales ont germé après..............144^h
Les semences arsenicales, après 168
Le rapport de la germination naturelle à celle qui se développe sous l'influence combinée de la saison et de l'arsenic, est donc....... :: 85 : 100.

En avril 1844 (moy. de trois expér.)
Les semences non arsenicales ont germé après......... 40^h
Les semences arsenicales, après 72
Le rapport de la germination naturelle, etc., est donc... :: 54 : 100.

En juillet 1844 (moy. de trois expér.)
Les semences non arsenicales ont germé après,.,........ 24^h
Les semences arsenicales, après 60
Le rapport de la germination naturelle, etc., est donc... :: 40 : 100.

En octobre 1844 (moy. de trois expér.)
Les semences non arsenicales ont germé après.......... 45^h
Les semences arsenicales, après 66
Le rapport de la germination naturelle, etc., est donc . :: 71 : 100.

Quoique ces résultats n'aient pas une valeur absolue, on ne saurait s'empêcher de les regarder comme représentant

_____

(1) Je mettais les vases où se faisait l'expérience à l'abri des gelées au moyen de cloches, dont je les recouvrais en temps nécessaire.

d'une manière générale l'influence des saisons, l'influence propre de l'arsenic s'annulant dans les diverses expériences où elle est constamment la même.

Je me confirme dans cette opinion, en considérant l'analogie de ces résultats avec ceux que la chaleur et la lumière (les deux agents qui impriment leur principal caractère aux saisons) nous ont donné sur les plantes adultes.

Ceci nous conduit à regarder l'influence des saisons comme les résultats de plusieurs forces représentées par les agents physiques.

Il me restait, après avoir reconnu l'influence des saisons actuellement agissantes, à rechercher quelle serait celle des saisons antérieures.

J'instituai, à cet effet, les deux expériences suivantes :

Première expérience. — Je semai des *cheiranthus* à la fin des mois de mai et d'août, de sorte que j'avais, vers la fin de septembre, des plantes âgées de un et de quatre mois : les ayant alors empoisonnées, je vis, non sans quelque surprise, les plantes semées en mai périr généralement les premières. Elles étaient les plus âgées, il est vrai ; mais elles avaient végété pendant l'été, et nous sommes conduits à admettre que c'est l'influence *antérieure* de cette saison qui s'est manifestée prépondérante, là où l'influence de la saison actuelle se faisait équilibre dans les expériences comparatives, là surtout où l'influence, légère il est vrai, mais contraire, de l'âge, a été détruite.

Deuxième expérience. — Je semai d'autres *cheiranthus* au commencement du mois de novembre et à la fin de février, et la germination ayant été facilitée en couvrant la terre d'un châssis, j'empoisonnai toutes mes petites plantes vers la fin de mars : ce fut ici le tour des plus jeunes de périr les premières.

La comparaison des résultats de cette expérience et de ceux de l'expérience précédente mettent dans la dernière évidence que l'*influence des saisons antérieures* se fait sentir sur la plante quelque temps après le terme de ces saisons.

On ne saurait ici rapporter les résultats à l'âge, que nous avons vu être sans influence sensible dans la première expérience.

Ainsi donc, nous arrivons par une conséquence naturelle à ce résultat général, que chacune des saisons communique une partie de son action propre à la saison qui la suit, de telle sorte que, chez les plantes âgées de plusieurs saisons, les phénomènes se compliquent partiellement de tous ceux qu'auraient en particulier déterminés les diverses saisons pendant lesquelles ces plantes ont vécu.

Que si maintenant on considère : 1° que l'influence propre de l'été tend à neutraliser celle de l'hiver, et que les influences du printemps et de l'automne ne sont que des moyennes entre les influences de ces saisons extrêmes; 2° que l'influence de l'âge est à peine sensible; on est porté à se demander si cette dernière ne représente pas principalement la résultante des saisons.

On conçoit très-bien alors comment, dans des conditions données, une jeune plante résiste mieux à certains agents de destruction qu'une plante plus âgée.

CHAPITRE II.

DÉMONSTRATION DE L'ABSORPTION ET DE L'ÉLIMINATION DE L'ACIDE ARSÉNIEUX.

Les études dont il me reste à rendre compte étant toutes fondées sur la recherche chimique de l'acide arsénieux, je vais dès à présent, et une fois pour toutes, décrire le procédé que j'ai employé.

§ Ier. — *Du procédé suivi dans la recherche de l'arsenic.*

C'est presque toujours à l'aide de l'appareil de Marsh que j'ai cherché à isoler l'arsenic, en me mettant en garde :

1°. Contre l'impureté des réactifs ;

2°. Contre les causes d'erreur qui pourraient se rencontrer dans l'exécution elle-même du procédé ;

3°. Contre des circonstances étrangères aux réactifs et au procédé, mais de nature à troubler cependant les résultats.

Sur le premier point, il me suffira de dire que le zinc et les acides employés ont toujours été les mêmes dans toutes mes expériences, et que des essais préalables, faits avec la plus scrupuleuse attention, m'ont démontré que ces substances ne contenaient pas la plus faible trace d'arsenic.

Quant à l'exécution du procédé, je crois ne pouvoir m'abstenir d'en donner une description succincte.

Après avoir cueilli les parties des plantes destinées à l'analyse, je les faisais sécher rapidement à une température de 5o à 6o degrés, puis je les réduisais en poudre grossière dans un mortier de fer parfaitement nettoyé et ne renfermant pas d'arsenic dans sa masse. Une *pâte sèche* était faite alors dans une capsule de porcelaine avec la poudre et une quantité suffisante d'acide sulfurique ; et après quelques heures de contact, nécessaires pour la pénétration des tissus et leur ramollissement par l'acide, je portais sur le feu et j'agitais le mélange avec une baguette de verre jusqu'à ce que la matière commençât à se dessécher : ce qui arrive généralement en quinze ou vingt minutes.

A ce moment, la capsule était retirée du feu, et lorsqu'elle était presque complétement refroidie, j'ajoutais une petite quantité d'acide azotique ($\frac{10}{100}$ de la poudre sèche) ; j'exposais de nouveau à l'action de la chaleur jusqu'à ce que le charbon fût complétement sec. Je ralentissais l'action du feu lorsque la dessiccation approchait de son dernier terme.

L'opération étant ainsi conduite, le charbon ne formait pas de grumeaux ; je le triturais néanmoins quelque temps dans un mortier de porcelaine avant de le traiter par de l'eau bouillante aiguisée d'un peu d'acide chloronitreux. Je prolongeais l'ébullition pendant un quart d'heure, tant pour assurer la transformation de l'acide sulfureux (que retient toujours le charbon) en acide sulfurique, que pour chasser complétement les composés nitreux.

J'ai plusieurs fois constaté que la présence de l'acide sulfureux dans l'appareil de Marsh *s'oppose au dégagement de l'hydrogène arsénié*, sans doute parce qu'il résulte de sa réaction sur ce dernier un sulfide d'arsenic indécomposable par l'acide sulfurique.

C'est là un grave inconvénient contre lequel on ne saurait trop prendre de précautions.

Le charbon ayant été ainsi épuisé par 3 ou 4 volumes d'eau, on filtre les liqueurs, on les concentre, et, après les avoir laissées refroidir, on les introduit par un tube à entonnoir dans un appareil de Marsh contenant de l'amiante dans sa partie recourbée.

J'ai toujours eu soin que les liqueurs provenant du traitement du charbon sulfurique fussent bien froides au moment où je les introduisais dans l'appareil ; j'évitais par là d'accélérer le dégagement du gaz et d'avoir une flamme trop forte. C'est encore dans le but de n'avoir qu'une petite flamme, la seule qui permette de retrouver sous forme de taches des quantités d'arsenic trop faibles pour produire un anneau dans l'intérieur du tube à amiante, que je me suis toujours arrangé de façon à obtenir un charbon peu acide.

Le meilleur moyen d'arriver à ce résultat est de ne mettre que la proportion d'acide nécessaire à la formation de la pâte. Que si, par hasard, il m'arrivait (ce qui ne s'est présenté qu'au commencement de mes recherches) de mettre un excès d'acide, je m'en débarrassais en chauffant plus longtemps; mais l'opération qui, bien faite, dure à peine une heure pour 500 grammes de matières végétales, exige alors un temps beaucoup plus considérable.

Si, au lieu de dessécher les matières avant de les mettre en pâte avec l'acide sulfurique, on mêle à ce dernier leur pulpe fraîche, l'opération devient infiniment plus lente, sans doute parce que les sucs protégent les tissus contre l'action de l'acide, en même temps que ce dernier s'oppose à l'évaporation.

L'acide azotique carbonise très-mal les matières végétales quand on l'emploie seul, mais est très-utile à ajouter en petite quantité vers la fin de l'opération ; il divise alors les matières qui commencent de se grumeler, et assure le passage de l'acide arsénieux à l'état de l'acide arsénique, qu'on ne craint plus de volatiliser lorsque, le charbon commençant de se dessécher, la température s'élève davantage.

J'ai d'ailleurs constaté que l'acide arsénique n'est pas réduit au sein de la masse charbonneuse tant qu'il reste de l'acide sulfurique à décomposer; ce qui doit toujours être au moment où l'on arrête la carbonisation.

La petite quantité d'acide azotique employée ne peut apporter aucun trouble dans l'appareil de Marsh ; car il est complétement détruit, et les gaz auxquels il donne naissance sont promptement chassés : nul doute que la division extrême des matières et la présence de l'acide sulfurique ne soient la cause de cette décomposition rapide. Si l'on ajoute l'acide azotique aux matières presque refroidies, c'est afin d'éviter la rupture de la capsule, et de pouvoir le mélanger intimement à la masse avant qu'il se décompose.

J'ai quelquefois détruit les matières végétales par le nitrate de potasse; mais, malgré les très-bons résultats que donne ce procédé, j'ai dû le rejeter à cause de sa longueur.

Je terminerai ce qui concerne l'exécution du procédé en disant que j'ai toujours employé des appareils de Marsh d'une petite capacité (250 grammes), et que les liquides y ont été introduits en quantité pareille dans les expériences comparatives.

L'arsenic a été recueilli sous forme d'*anneaux* ou de *taches,* suivant que la quantité en était plus ou moins grande.

La nature des anneaux et des taches a d'ailleurs été toujours fixée à l'aide des caractères complémentaires fournis par l'acide azotique, l'azotate d'argent et l'acide sulfhydrique.

Les précautions étrangères à l'opération chimique, mais dont l'oubli pourrait conduire à des résultats erronés, ont consisté à ne pas soumettre à l'analyse les parties des plantes que le trop grand voisinage du sol exposait à être accidentellement touchées par la solution des arrosements, et à recouvrir la terre qui avait été en contact avec la solution arsenicale d'une épaisseur assez considérable de terre *naturelle,* pour ne pas avoir à craindre que des parcelles de terre empoisonnée ne fussent portées sur les plantes, tant par l'effet des pluies que par les insectes et les mollusques qui fréquentent les jardins.

§ II. — *Recherche de l'arsenic dans tous les organes des végétaux.*

Je semai, au commencement de septembre 1842, du blé affecté de charbon, mêlé à $\frac{1}{250}$ de son poids d'acide arsénieux en poudre; le 15 novembre, j'analysai 200 grammes de jeunes pousses qui se trouvèrent assez fortement arsenicales.

Le 15 octobre 1842, je mis 4 litres de solution arsenicale au pied de quatre *cheiranthus,* et le 18, ayant analysé 100 grammes des sommités, je recueillis de l'arsenic.

Vers la même époque, j'empoisonnai trois pieds de dahlias, et ayant analysé, deux jours après l'administration du poison et séparément,

200 grammes de racines, dont la surface avait été exactement lavée à l'acide chlorhydrique (1);
200 grammes de tiges;
200 — de feuilles,

je constatai la présence de l'arsenic dans ces trois organes.

Le 6 juin 1842, je versai 4 litres de solution au pied d'une vigne, et, le 7, je retirai de l'arsenic de 100 grammes de feuilles de cette vigne.

Le 2 août 1844, j'arrosai de 1 litre de solution arsenicale le sol auquel étaient fixés

4 *Sylphium laciniatum* } en floraison.
10 *Helianthus annuus* }

Le 3 août, j'analysai les parties suivantes de ces plantes :

100 grammes de tiges d'*helianthus*,
12 feuilles d'*helianthus*, pesant ensemble 170 grammes.
150 grammes de feuilles de *sylphium*,
100 — de réceptacles d'*helianthus*,
100 — de bractées provenant des involucres de *sylphium* et d'*he-lianthus*,
300 — de pétales de *sylphium* et d'*helianthus*,
100 — de fruits d'*helianthus* assez avancés en maturité pour que les fleurons qu'ils portaient se désarticulassent par un léger frottement.

Tous ces organes me donnèrent de l'arsenic, mais non en proportion semblable : les réceptacles en contenaient le plus; après eux venaient les feuilles, les pétales occupaient le dernier rang.

On peut se faire une opinion approximative sur le rapport des quantités d'arsenic dans les tiges, les feuilles, etc., en considérant la limite de *sensibilité* de mon appareil pour chacun des organes; cette limite, que j'ai fixée à l'aide de tâtonnements, est indiquée ci-après par la quantité *mi-*

_____

(1) J'entends par *lavage exact* celui dont les dernières eaux ne donnent plus d'arsenic à l'appareil de Marsh.

nimum qu'il a fallu prendre de chaque organe d'*helianthus*, pour obtenir quelques taches d'arsenic :

Réceptacles ..	40 grammes	
Feuilles	50	—
Involucres....	50	—
Fruits........	70	—
Tiges........	100	—
Racines.......	100	—
Pétales.	300	—

Les chiffres de ce tableau sont, ainsi que je viens de l'indiquer, la quantité *minimum* qu'il a fallu de chaque organe pour que la quantité d'arsenic qu'il contenait fût appréciable à l'appareil de Marsh.

On voit qu'à poids égal, les feuilles contiennent environ deux fois plus d'arsenic que les tiges, six fois plus que les pétales, et que la proportion de poison y est cependant plus faible que dans le réceptacle (1).

C'est ici le lieu de faire remarquer la coïncidence qui existe, d'un côté, entre les lésions de tissus du sommet des pédoncules et la proportion considérable d'arsenic qui se trouve dans ce point (car le phoranthe des Composées n'est autre chose qu'une agrégation de sommités de pédoncules) ; de l'autre côté, entre la propriété que nous avons reconnue aux pétales de périr les derniers chez les plantes empoisonnées par absorption radiculaire, et l'absence presque complète d'arsenic dans ces organes.

J'oserai exprimer une opinion que me suggèrent les faits précédents, savoir, qu'il s'opère un travail particulier et de nature élective dans les tissus d'où naissent les organes floraux ; je n'en voudrais d'autre preuve que la simultanéité de l'accumulation du poison dans les phoranthes, et de son absence presque complète chez les pétales.

La présence de l'arsenic dans le fruit des Composées ne m'apprenait pas s'il y était contenu spécialement en raison du calice, du péricarpe et de la graine, tous ces organes faisant partie du fruit, et ne pouvant pas, ou que très-dif-

---

(1) Il est inutile de dire que les expériences comparatives qui précèdent ont été faites sur des organes provenant de plantes empoisonnées depuis la même époque, et cueillies toutes au même moment.

ficilement, être isolés et soumis séparément à l'analyse.
Voulant cependant savoir si chacun de ces organes absor-
bait le poison, j'analysai séparément

$$
\left.
\begin{array}{ll}
100 \text{ grammes de sépales de } \textit{cheiranthus} \\
200 \quad — \quad \text{de péricarpe de ricin} \\
200 \quad — \quad \text{de semences de ricin}
\end{array}
\right\} \text{empoisonnés,}
$$

et dans chaque cas je recueillis de l'arsenic.

Il est donc suffisamment prouvé que l'acide arsénieux est
absorbé, qu'il va dans tous les organes, et *qu'il se répartit
inégalement* dans ces derniers suivant leur nature.

§ III. — *De l'élimination ou de l'excrétion du poison par les plantes.*

L'analyse des divers organes des plantes, faite peu de
temps après l'administration de l'acide arsénieux, m'avait
démontré que le poison est absorbé et transporté dans
tous les organes; l'analyse de ces derniers, à des époques
successivement plus éloignées du moment de l'intoxication,
vint m'apprendre que le poison ne séjourne pas indéfiniment
dans les tissus où il a pénétré.

Ce fait capital, dont tout ce travail n'est en quelque
sorte que le développement, résulte d'observations très-
nombreuses et très-variées, dont je rapporterai seulement
quelques-unes dans ce paragraphe.

Le 4 avril 1842, j'arrosai de solution arsenicale le sol
où croissaient douze pieds de *cheiranthus* : l'un d'eux (pesant 250 grammes) ayant été analysé trois jours après,
donna un bel anneau d'arsenic; deux mois plus tard, l'a-
nalyse d'un pied de *cheiranthus* pareil au précédent ne
donnait que des traces d'arsenic; et enfin, six mois après
le commencement de l'expérience, il m'était impossible de
trouver le moindre vestige de ce dernier, quoique j'opé-
rasse sur trois *cheiranthus* à la fois.

Du blé qui avait été semé en septembre 1842, mélangé d'acide arsénieux, offrit pendant tout l'hiver une notable quantité d'arsenic à l'analyse; il en donnait, au contraire, très-peu au mois de mai, et plus du tout en juin.

Je versai, le 15 juillet, 1 litre de solution au pied de quelques *helianthus;* le lendemain, 100 grammes donnaient un bel anneau d'arsenic, et, trois mois plus tard, 500 grammes de feuilles n'en donnaient pas la plus petite tache.

Des expériences sur le *Ricinus communis* me donnaient des résultats analogues ; seulement il fallait attendre cinq mois pour qu'avec cette plante l'élimination fût complète.

J'ai trouvé en général, chez toutes les plantes, que lorsque l'arsenic avait disparu des feuilles, on le trouvait encore pendant quelque temps dans les tiges et les racines.

On voit, par ces seules expériences, combien j'ai été fondé à admettre que les végétaux, après avoir absorbé l'acide arsénieux, l'excrètent ou l'éliminent d'une manière complète. C'est là une nouvelle analogie entre les êtres qui composent les deux règnes organiques : car on sait par les expériences de MM. Orfila, Delafond, Millon, Flandin et Danger, et par celles qui me sont propres, qu'on ne trouve plus d'arsenic chez les animaux qui ont survécu pendant un certain temps à l'empoisonnement.

Macaire avait déjà signalé l'excrétion *partielle* du poison par les plantes ; mais ses expériences, faites dans des conditions peu naturelles, laissaient à cet égard la question indécise, en même temps qu'elles n'indiquaient nullement que cette excrétion pût être *complète.*

§ IV. — *Des circonstances qui modifient les fonctions éliminatoires ou excrétoires des plantes.*

A peine avais-je acquis la preuve que les végétaux sont doués de la faculté de se débarrasser des substances véné-

3

neuses, que je sentis la nécessité d'établir des expériences
dans le but de reconnaître l'influence que pouvaient exercer
certains changements de condition sur cette faculté elle-
même.

De cette nouvelle série d'études devait sortir, avec la
confirmation du fait essentiel et principal de l'élimination,
son histoire presque complète.

C'est assez indiquer que j'ai dû reprendre, au point de
vue de l'excrétion du poison, les recherches consignées dans
le chapitre premier relativement à ses effets.

Qu'il me soit permis, en rejetant le compte rendu des
expériences elles-mêmes dans des notes, de rapprocher
leurs résultats, afin de les rendre plus facilement compa-
rables (1).

L'espèce a une très-grande influence sur la faculté excré-
toire des végétaux. Tandis qu'il suffit de six semaines à
des *lupinus* et à des *phaseolus* pour se débarrasser de tout
l'acide arsénieux qu'ils peuvent absorber sans périr, il faut
à la plupart des autres herbes dicotylédones (*cheiranthus,
dianthus*) de trois à cinq mois pour donner un résultat
analogue (2), et les monocotylédones (*hordeum, triticum,
tradescantia*) retiennent encore généralement des traces
de poison six mois après qu'elles l'ont absorbé. L'élimination occupe moins de temps pour s'effectuer, si les plantes,
au lieu d'être saturées de poison, n'en contiennent qu'une

---

(1) Ces résultats ont été, pour la plupart, obtenus en analysant les plantes
qui m'avaient servi dans les expériences où j'ai essayé d'apprécier l'*influence*
qu'exercent diverses circonstances sur les effets de l'acide arsénieux. Ainsi,
pour citer un exemple, quand j'avais noté l'influence de la *lumière* sur les
effets du poison dans certaines plantes, je soumettais successivement et
séparément à l'analyse chacune de ces plantes, et les résultats analytiques
indiquaient l'*influence* que la *lumière* avait exercée sur la marche de l'excrétion. Tous les résultats comparatifs ont été obtenus dans des conditions
semblables.

(2) Les Euphorbiacées (*ricinus, mercurialis*) ne complètent l'élimination
que vers le cinquième mois; les *cheiranthus* et *dianthus* vers le troisième
ou quatrième mois.

petite quantité, comme cela arrive dans l'arsenicage des
céréales par les cultivateurs.

L'élimination est plus lente encore chez les Lichens
(*Cladonia rangiferina*), qui n'ont pu se débarrasser en
deux ans de l'arsenic qu'ils avaient absorbé. Les espèces li-
gneuses (*Vitis vinifera, Prunus domestica*), sont plus longtemps à se débarrasser du poison que les espèces herbacées.

Le jeune âge paraît favoriser l'excrétion : ce fait résulte
d'analyses de *cheiranthus* et de *balsamina* de divers âges,
et dont les plus âgés ont assez généralement donné de l'arsenic quinze jours après que les plus jeunes n'en fournis-
saient plus.

Suivant mes analyses du *Cannabis sativa* et du *Mercurialis annua,* les sexes des plantes n'ont aucune influence
sur l'élimination que modifient, au contraire, profondément les agents extérieurs.

L'air est-il sec et agité, l'élimination est rapide ; c'est le
contraire si les plantes empoisonnées sont exposées à un
air humide et calme (1).

L'élévation de la température agit comme l'air agité et
sec (2).

L'humidité du sol facilite, comme l'élévation de la température, l'excrétion du poison, et une lumière vive et
continue la retarde considérablement (3).

---

(1) Des dalhias placés dans un air très-humide et calme ont mis quatre
mois et demi à éliminer une dose de poison, que d'autres dalhias, placés
à un courant d'air sec, ont éliminée en deux mois et demi.

(2) Des *cheiranthus* placés dans une chambre à + 5 à + 10 degrés ont mis
cinq mois à compléter l'élimination ; d'autres *cheiranthus* qui étaient exposés
à une température de + 20 à + 25 degrés ne contenaient plus d'arsenic à la
fin du troisième mois.

(3) Des dalhias auxquels j'avais fait absorber une petite quantité d'acide
arsénieux l'éliminèrent en un mois, dans un sol très-humide, et seulement en deux mois dans une terre sèche. D'autres dalhias qui avaient
absorbé à peu près toute la quantité d'acide arsénieux dont ils pouvaient
se charger sans périr mirent à l'éliminer, dans un sol humide, trois mois ;
ils succombèrent avant la fin de l'expérience dans un sol sec.

3.

L'*obscurité continue* n'est pas toutefois aussi favorable à l'élimination qu'une alternative de lumière et d'obscurité ; une plante est dans la meilleure condition d'élimination lorsqu'elle reçoit la lumière seulement six heures par jour (1).

Quant à l'électricité, le peu d'observations que j'ai encore faites prouve qu'elle hâte l'élimination chez les plantes soumises à une série d'étincelles, et qu'elle ralentit au contraire la fonction éliminatoire, si l'on expose les végétaux à l'*électricité* par *influence*, agissant d'une manière continue.

Je me propose d'apprécier plus complétement l'action de l'électricité sur les excrétions dans le travail où j'aurai pour objet de rechercher l'influence générale de cet agent sur la vie des plantes.

L'influence des saisons sur l'élimination est des plus marquées. Des *cheiranthus* à peu près de même âge, et empoisonnés de la même manière, ont mis, pour éliminer complétement le poison, six mois en hiver (du commencement de novembre à la fin d'avril), quatre mois en été (du commencement de mai à la fin d'août), trois mois au printemps (du 15 mai au 15 juin), et en automne (du 1er septembre au 1er décembre) (2).

---

(1) Je fis absorber une quantité faible, mais égale, d'acide arsénieux, à des pieds de *Balsamina hortensis* que j'exposai dans des conditions diverses. Celles des plantes exposées alternativement à la lumière (six heures par jour), et à l'obscurité (dix-huit heures par jour) avaient éliminé le poison au bout de quinze jours.

Celles des plantes qui ne recevaient la lumière que trois heures par jour retinrent le poison pendant un mois ; il en fut de même des plantes qui recevaient la lumière douze heures sur vingt-quatre.

Les plantes exposées à l'obscurité complète étaient encore faiblement arsenicales au bout de deux mois ; et, à la même époque, celles qui avaient reçu continuellement la lumière étaient presque aussi riches en arsenic que dans les premiers jours de l'expérience.

(2) Il est bien entendu que les termes fixés dans toutes les expériences qui précèdent ne doivent pas être regardés comme rigoureux, mais comme suffisamment approximatifs. Je n'ai, en effet, procédé à l'analyse des plantes

Ces résultats sont assez conformes à ceux que faisait prévoir l'influence particulière des agents physiques.

La différence des résultats obtenus en hiver et en été indique toutefois que la chaleur de l'été, combinée aux courtes nuits de cette saison, a été plus favorable à l'excrétion du poison que la coïncidence des longues nuits de l'hiver avec sa basse température. D'un autre côté, l'analogie des résultats fournis par les expériences du printemps et de l'automne, et leur comparaison avec ceux observés en été et en hiver, prouvent suffisamment que l'action combinée des nuits encore assez longues et de la température moyenne des deux premières de ces saisons, est plus favorable à l'excrétion que le rapport différent de ces éléments pendant les deux saisons extrêmes.

§ V. — *Des rapports qui lient les effets toxiques et l'élimination entre eux, ainsi qu'avec leurs causes communes.*

Nous pouvons maintenant jeter un coup d'œil, d'un côté, entre les effets toxiques et l'élimination ; de l'autre, entre ces divers phénomènes et leurs causes communes.

Il est facile de voir, en écartant une cause de perturbation relative à l'*absorption* (1), que les effets toxiques et l'élimination marchent régulièrement en sens inverse, et que les circonstances extérieures qui *diminuent* ou *aug-*

---

que tous les quinze jours, et c'est la première analyse négative qui m'a servi à marquer le terme de l'élimination complète. Les erreurs, comme on le voit, ont dû osciller dans une moyenne de huit jours.

(1) C'est l'absorption *ultérieure* du poison chez les plantes qui restent toujours fixées au sol arsenical qui peut jeter dans ces rapports, d'ailleurs certains, une perturbation apparente. Il suffit donc, pour éviter la perturbation, de ne faire porter la comparaison que sur les plantes qui ont été transportées en terre naturelle subséquemment à l'absorption d'une quantité donnée de poison. La différence des résultats obtenus dans les conditions qui précèdent indique précisément la part de l'absorption ultérieure ou continue dans les phénomènes.

mentent les effets toxiques, sont précisément celles qui, dans un rapport constant, *facilitent* ou *entravent* l'excrétion du poison.

Ainsi, un air calme et saturé d'humidité, la sécheresse du sol, l'abaissement de la température, une lumière vive et surtout continue, l'électricité agissant longtemps par influence, augmentent les effets toxiques, ou les rendent plus durables, en même temps qu'ils ralentissent l'excrétion du poison.

Les effets disparaissent au contraire plus tôt, et l'élimination est plus rapide si l'air est agité et sec, le sol humide, etc.

Si nous passons maintenant à la comparaison de l'influence qu'exerce la nature même des plantes sur l'excrétion et les effets toxiques, nous trouvons que l'influence du jeune âge est dans le même sens que celle d'un air sec et agité, d'un sol humide, etc.; tandis que celle de l'espèce est, au contraire, spéciale, et peut s'exprimer par cette formule générale : L'excrétion *s'effectue d'autant plus promptement* chez une espèce donnée, *que celle-ci est plus sensible aux effets du poison.*

Un corollaire de cette loi, c'est que les plantes d'une organisation inférieure sont à la fois les plus indifférentes au poison, et les plus lentes à se débarrasser de celui qu'elles ont absorbé.

Tout ce que l'influence comparée des saisons peut offrir de complexe dans ses résultats s'explique dans le même sens que pour les agents physiques simples, en tenant compte des phénomènes spéciaux de l'absorption.

CHAPITRE III.

RECHERCHE DES VOIES EXCRÉTOIRES DU POISON.

Les analyses précédemment rapportées démontrent directement l'absence, dans les plantes, passé une certaine époque, de l'acide arsénieux qu'elles avaient antérieurement absorbé; mais ce n'est qu'indirectement qu'elles conduisent à prononcer ces mots d'*élimination*, d'*excrétion*, que j'ai déjà fréquemment employés.

On comprend que la disparition, du corps des végétaux, de matières préalablement absorbées, ne puisse pas toujours être rapportée au jeu des fonctions excrétoires: c'est ainsi, par exemple, que des poisons organiques pourraient, après leur absorption par les plantes, être détruits par l'acte de la végétation, et c'est en particulier ce qui doit arriver à beaucoup de matières assimilables à la suite d'une modification plus ou moins complète de leur nature première. Mais ce qui peut être vrai des matières organiques ne saurait l'être des substances minérales élémentaires, que les plantes sont également insuffisantes à détruire et à former.

Ceci nous justifie d'avoir admis *en principe* l'excrétion de l'acide arsénieux, que je ne retrouvais plus dans les plantes, et fait prévoir avec quelle confiance fondée j'ai dû me livrer à la recherche des voies excrétoires. Mais quels organes sont le siége de l'élimination? Et dans le cas qui nous occupe, sous quelle forme celle-ci s'effectue-t-elle?

L'acide arsénieux est-il éliminé d'une manière partielle ou complète sous la forme gazeuse? L'existence de l'hydrogène arsénié, la possibilité à priori de sa formation par le radical de l'acide arsénieux, et par l'hydrogène que dégagent les plantes, indiquaient les recherches de ce composé au milieu de l'atmosphère des plantes empoisonnées.

C'est dans ce but que, le 1er septembre 1844, je disposai dans des appareils convenables un mélange de terre arsenicale et de semences de cresson alénois. Les semences germèrent, et les petites plantes végétèrent bien pendant quinze jours, terme de l'expérience. Chaque jour, l'atmosphère des appareils fut agitée avec une solution de nitrate d'argent, et cependant, au quinzième et dernier jour de l'expérience, la solution argentique n'était pas chargée d'une quantité d'arsenic appréciable par les procédés de Marsh et de Rheinch.

Vers la même époque, j'empoisonnai un grand nombre d'*Agaricus micaceus* qui croissaient serrés au pied d'un arbre de mon jardin, puis je les recouvris de cloches, sous lesquelles, à l'aide d'un artifice très-simple, je pouvais puiser autant de flacons pleins d'air que j'en voulais. Je trouvai dans cet air de l'hydrogène, mais pas d'arsenic.

Cette dernière expérience porte à admettre que l'acide arsénieux contenu dans les plantes n'est pas réduit par l'hydrogène qu'elles mettent en liberté.

Je pensai que le poison pourrait être excrété à la surface des feuilles, des fleurs ou des tiges herbacées, comme le sont beaucoup d'excrétions naturelles.

Pour vérifier cette conjecture, j'administrai la solution arsenicale à un assez grand nombre de dahlias (dix-huit), et de grands soleils en pleine floraison; et deux jours après le commencement de l'expérience, comme déjà tous les tissus étaient imprégnés d'acide arsénieux, je me mis à couper chaque jour, et avec précaution, les feuilles et les fleurs de deux des plantes en expérience. Aussitôt qu'une feuille était cueillie, je la plongeais dans de l'eau à + 20 degrés, de façon à laver rapidement ses surfaces, tout en évitant soigneusement d'immerger la cicatrice des pétioles; les capitules des fleurs étaient lavés à part. Je n'ai jamais retrouvé à la suite de ces opérations la moindre quantité de composé arsenical dans les eaux de lavage.

Les tiges n'ont également rien cédé à des lavages pratiqués à leur surface au moyen de pinceaux trempés dans l'eau.

Ces faits paraissent établir que les plantes n'excrètent pas de composé arsenical fixe par leurs organes aériens. On peut cependant encore penser que mes expériences sur les dahlias et les *helianthus* ne représentent que la généralité des faits, savoir, ceux qui se produisent chez les plantes dont la surface ne se recouvre pas d'excrétions naturelles, et que les résultats changeraient avec des végétaux produisant ces sortes d'excrétions.

Afin de m'éclairer à cet égard, j'ai empoisonné des choux et des navets dont les feuilles se recouvrent d'une cire de couleur glauque, des pruniers dont les fruits se recouvrent d'une efflorescence de même nature, des pois chiches dont la tige et les feuilles sécrètent des matières acides; et, dans aucun cas, je n'ai pu retrouver la moindre trace d'arsenic à la surface des organes.

J'attends l'occasion favorable pour rechercher le poison dans les excrétions salines du *Reaumuria* et de quelques autres plantes; mais quoique cette lacune se trouve aujourd'hui dans mes recherches, on peut déduire de celles-ci que l'acide arsénieux absorbé par les végétaux n'est pas excrété par leurs parties aériennes. Faisons cependant une réserve en faveur des plantes à excrétion saline.

Après avoir inutilement porté mes investigations sur les tiges, les feuilles et les fleurs des végétaux, j'ai dû les étendre aux racines.

Des *giroflées* et beaucoup d'autres plantes que j'avais (subséquemment à l'absorption d'une certaine quantité d'acide arsénieux) mises en pot avec de la terre neuve ou naturelle, s'étaient, ainsi que nous l'avons vu, complétement débarrassées du poison; celui-ci n'avait été exhalé sous aucune forme par la partie aérienne des plantes : donc il devait avoir été excrété par les racines.

Quelque naturelle que fût cette manière de raisonner, je devais en chercher la vérification, et celle-ci a été des plus faciles.

Je n'ai eu, en effet, qu'à prendre la terre des pots dans laquelle les plantes avaient été placées postérieurement à l'absorption de la solution arsenicale, après le lavage exact de leurs racines, et à lessiver cette terre à l'eau bouillante pour obtenir un soluté contenant une partie de l'acide arsénieux éliminé.

Lorsque la terre précitée eut été épuisée par l'eau bouillante, je la traitai par de l'acide chlorhydrique étendu et chaud, et j'obtins une nouvelle solution dans laquelle l'acide sulfhydrique détermina un précipité jaune de sulfide arsénieux (1).

Comme la terre des pots ne contenait pas de trace d'arsenic avant que j'y eusse porté les végétaux empoisonnés, et qu'après un certain laps de temps cette terre se trouvait chargée du poison abandonné par ces derniers, il est bien évident que c'est par les racines que s'est opérée l'élimination.

Nous voilà donc arrivés à déterminer l'organe qui sert à l'excrétion de l'acide arsénieux. La solution de cette question nous amène à en poser deux autres : 1º Savoir si toutes les matières vénéneuses absorbées par les végétaux seront, comme l'acide arsénieux, excrétées par les racines, soit complétement, soit partiellement; 2º si les matières vénéneuses, non plus absorbées par les plantes, mais for-

---

(1) Nul doute que la combinaison que forme l'acide arsénieux avec les bases alcalines des plantes ne facilite sa double décomposition, comme résultat de laquelle on finit par trouver dans le sol, à l'état d'arsénite de chaux, tout l'acide arsénieux absorbé.

mées par l'acte même de la végétation, seront plus ou moins complétement excrétées par la même voie?

Les expériences de Macaire conduiraient à faire ici une réponse deux fois affirmative; mais ces expériences, où l'on faisait absorber et excréter les matières vénéneuses en arrachant les plantes à leurs conditions naturelles de végétation et en les plongeant dans l'eau, ne se prêtent-elles pas à cette puissante objection, que le séjour dans l'eau a pu altérer les spongioles des racines, et que ce n'est qu'à la suite de cette altération qu'ont eu lieu, et l'absorption des matières vénéneuses dissoutes dans l'eau, et l'abandon ultérieur au liquide, tant des substances préalablement absorbées que de celles formées dans le corps du végétal?

Et d'ailleurs, répétées par des savants allemands, les observations de Macaire n'ont-elles pas été contredites?

Les questions semblaient donc rester irrésolues au moment où j'ai entrepris mes expériences. Conduit, comme on vient de le voir, à confirmer (pour une substance) la vérité des conclusions du savant de Genève, en ce qui concerne les poisons minéraux fixes préalablement absorbés par les plantes, je suis porté à accepter tous les faits du même ordre : j'ajouterai que mon opinion ne prend pas seulement sa base dans mes expériences avec l'acide arsénieux, mais aussi dans quelques expériences nouvelles, que j'ai réalisées au moyen du tartrate antimonié de potasse et du sulfate de cuivre. Je viens, en effet, de constater que ces deux sels, après avoir été absorbés par les racines des plantes, sont éliminés par ces organes.

Il y a aujourd'hui trois mois que ces expériences sont commencées; le sel d'antimoine est complétement? excrété, tandis que je trouve encore beaucoup de cuivre dans les tissus des *cheiranthus* qui servent à l'expérimentation. Peut-être le cuivre ne sera-t-il jamais complétement éliminé. Si cela est, et je ne pourrai le savoir que dans un temps assez long, les composés de cuivre deviendraient le type d'un groupe de composés toxiques que les végétaux tolèrent en certaine proportion.

En somme, j'arrive à croire que, sinon dans tous les cas, quelques faits naturels et bien connus s'y opposent (à moins de considérer comme sécrétions et non comme excrétions les matières salines dont se recouvrent certaines plantes), du moins dans leur plus grande généralité, les poisons minéraux fixes à la température ordinaire sont excrétés par les racines des plantes subséquemment à leur absorption, et je réserve complétement le point de la question qui touche aux *poisons minéraux volatils* et surtout *gazeux*.

Je pense aussi que, malgré les expériences peut-être exactes de Macaire, il faut reprendre l'examen de tout ce qui tient aux poisons organiques, soit absorbés par les plantes, soit formés dans leurs tissus, avant d'avoir une opinion, non-seulement sur les modes d'excrétion par lesquels les plantes s'en débarrassent, mais encore sur l'existence de ces excrétions elles-mêmes.

Puissé-je bientôt contribuer à jeter quelque jour sur ces questions qui touchent de si près aux grands intérêts de l'économie rurale !

CHAPITRE IV.

DE L'ÉTAT SOUS LEQUEL SE TROUVE L'ACIDE ARSÉNIEUX
DANS LES VÉGÉTAUX QUI L'ONT ABSORBÉ. — DE SON
CONTRE-POISON.

L'acide arsénieux absorbé par les plantes reste-t-il dans
leurs tissus à l'état de liberté, ou entre-t-il en combinaison?
et, dans ce dernier cas, y forme-t-il un composé soluble ou
insoluble? Telles sont les questions que je me suis posées.

Si l'on empoisonne des dahlias, et qu'au bout d'un jour
ou d'un mois, on en prenne les tiges et les feuilles pour les
réduire en pulpe; qu'on en exprime le suc, et qu'on y réu-
nisse l'eau avec laquelle on doit laver exactement le marc,
on trouvera dans les liquides filtrés, évaporés, carbo-
nisés, etc., une certaine quantité d'arsenic, dont le marc
n'offrira pas la moindre trace : donc le poison n'est pas dans
les plantes à l'état insoluble.

Ce point éclairci, il restait à savoir si l'acide arsénieux
absorbé par les plantes reste libre ou contracte quelques
combinaisons avec les bases alcalines que renferment toujours les sucs de ces dernières. Quelques écueils se pré-
sentent ici dans le choix du mode d'investigation. Si, en
effet, l'on contuse les plantes pour en extraire les sucs,
on n'obtient qu'un produit complexe résultant du mélange
de tous les sucs que renfermaient séparément les divers
tissus, et il pourra bien arriver que, dans ce produit hété-
rogène, il se forme un composé nouveau. On sera ainsi
porté à regarder comme étant l'état ordinaire du composé
arsenical une combinaison qu'on aura maladroitement
produite pendant l'opération elle-même.

Ces réflexions m'ont nécessairement conduit à porter les
réactifs au sein même de la plante vivante.

Restait, une fois ce principe admis, le choix du réactif. Celui-ci devait être tel qu'il fût facile de recueillir, sans l'altérer par des manipulations nécessaires, le produit de la réaction.

J'ai cru devoir m'arrêter au chlorure de calcium, qui est sans action sur un soluté d'acide arsénieux, tandis qu'il décompose les arsénites alcalins, en donnant un précipité d'arsénite de chaux très-insoluble.

Au commencement de septembre 1844, je partageai 6 litres de solution arsenicale entre trois pieds de dahlias, que j'arrosai chaque matin pendant les huit jours qui suivirent, avec 2 litres de solution contenant $\frac{1}{500}$ de chlorure calcique. Le neuvième jour de l'expérience, les dahlias furent coupés et réduits en pulpe par contusion dans un mortier ; on exprima alors, et le marc minutieusement lavé fut analysé séparément des liquides. Il ne se trouva point d'arsenic dans ces derniers, tandis que le marc avait retenu tout celui que renfermaient les plantes.

Ces derniers faits établissent que l'acide arsénieux absorbé par les plantes forme, avec les bases que renferment les sucs de celles-ci, une combinaison *saline* soluble, susceptible d'opérer une double décomposition avec le chlorure de calcium (1).

Un phénomène important, qui pouvait faire prévoir le résultat des analyses dont il est la confirmation, s'est présenté à moi pendant le cours des expériences précédentes. Ce phénomène consiste dans l'*indifférence* qu'ont montrée les dahlias à la présence du poison qu'ils avaient absorbé. Nul doute que la neutralisation des propriétés toxiques de l'acide arsénieux ne soit due à la combinaison

(1) La saturation de l'acide arsénieux par la base alcaline rend raison d'un fait qui pourrait sembler paradoxal ; savoir, pourquoi le poison arrive jusqu'aux extrémités des plantes, au lieu de former avec l'albumine un composé insoluble et non absorbable dès le premier instant où il a été porté dans les tissus.

insoluble dans laquelle il s'est engagé avec la base du sel calcaire.

Ce résultat est important en ce qu'il démontre la possibilité d'aller à la poursuite de l'acide arsénieux absorbé, et de le neutraliser au sein des organes où il semblait défier les réactifs.

Je m'occupe de rechercher si le chlorure de calcium neutralise l'acide arsénieux absorbé par les animaux.

Je terminerai ce travail en signalant les applications suivantes entre toutes celles qu'on en pourrait faire :

1°. *Application à l'économie rurale.* — L'arsenicage des céréales est *inutile,* attendu que l'acide arsénieux ne s'oppose pas au développement de l'*uredo carbo* ; dès lors la vente de l'acide arsénieux pour cet objet doit être proscrite, à cause des dangers qu'il y a à mettre un poison aussi redoutable entre les mains des cultivateurs. L'élimination bien démontrée des composés toxiques par les racines des végétaux prête une base qui n'est plus hypothétique à la théorie des changements de culture ou des assolements.

2°. *Application à la chimie légale.* — L'élimination complète de l'acide arsénieux par les plantes prouve qu'il n'en peut pas rester de traces dans les céréales dont on a arséniqué les semences en automne.

3°. *Application à la thérapeutique.* — En comparant les résultats de ce travail à ceux que j'ai obtenus précédemment chez les animaux, on remarque que la chaleur a une influence pareille sur les effets toxiques, qu'il s'agisse de ceux-ci ou des végétaux. Cette analogie, sur le seul point comparativement observé, ne justifierait-elle pas les essais entrepris par des thérapeutistes, dans le but de reconnaître si un air calme et humide, l'obscurité, l'électricité, agissant par influence continue, ne seraient pas favorables à l'homme et aux animaux dans la première période de l'empoisonnement ; et si, par contre, un air agité et sec, l'éclat de la lumière, etc., ne seraient pas à leur tour utiles vers cette

seconde époque où, l'absorption ayant eu lieu, il faut faci-
liter l'élimination?

4°. La neutralisation par le chlorure de calcium de
l'acide arsénieux absorbé par les plantes, et passé à l'état
de combinaison saline avec les bases alcalines de leurs sucs,
et la matière alcaline du sang des animaux, qui rend si vrai-
semblable la formation d'une combinaison analogue à la
précédente au moment même où ils absorbent l'acide arsénieux, indiquent suffisamment que le chlorure calcique peut
être le contre-poison de l'acide arsénieux absorbé par
l'homme et par les animaux (1).

---

(1) Il résulte d'expériences faites sur des chiens, que le chlorure de calcium neutralise les effets de l'acide arsénieux quand on le place *sous la peau*,
et nullement si on l'introduit dans l'estomac.

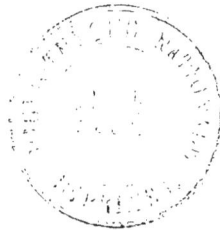

IMPRIMERIE DE BACHELIER,
rue du Jardinet, 12.

www.ingramcontent.com/pod-product-compliance
Lightning Source LLC
Chambersburg PA
CBHW070919210326
41521CB00010B/2248